AF321738

DES CONTRE-INDICATIONS

DU

TRÉPAN DE LA CORNÉE

Mémoire lu à la Société de Biologie, dans la séance du 25 avril 1874,

Par Fr. PONCET (de Cluny),

Professeur agrégé du Val-de-Grâce.

Avec une planche chromo-lithographiée.

PARIS, 1875.

Paris. — Imprimerie CUSSET et Cᵉ, rue Montmartre. 123.

DES CONTRE-INDICATIONS

DU

TRÉPAN DE LA CORNÉE

Depuis trois ou quatre ans, les recueils d'ophthalmologie contenant des observations relatives à l'excision d'une partie de la cornée au moyen d'instruments spéciaux inventés par Warlomont, Bowmann et Wecker ; il nous a paru utile de rechercher quelles étaient les indications que la pratique antérieure, l'examen histologique de quelques pièces, l'expérimentation sur les animaux pouvaient fournir à la chirurgie oculaire. Ces trépans, enlevant des rondelles du tissu cornéen d'un diamètre de 2 à 8 et 9 millimètres, agissent soit par rotation rapide au moyen d'une détente, soit par une section circulaire imprimée par l'opérateur lui-même. Deux maladies ont été traités par ce moyen : le staphylôme pellucide et opaque, le leucôme général de la cornée; les uns ont cherché à maintenir une fistule par laquelle l'humeur aqueuse, s'écoulant lentement, les rayons lumineux pourraient aussi arriver à la rétine ; les autres pensaient modifier la courbure proéminente de la cornée, ou avoir, pour les leucômes, une cicatrice plus transparente que le tissu morbide enlevé, et gagner ainsi quelques unités dans le chiffre de l'acuité visuelle. De là deux buts bien différents dans cette opération pour des affections souvent complexes.

Il est peut-être utile aussi de rappeler que de semblables essais sont loin d'être nouveaux : Malgaigne (1), qui s'était occupé vers 1844 de la guérison des taies de la cornée, a prouvé qu'en 1750 l'abrasion des taches avait été pratiquée, de tradition, par Wunderling, Saint-Yves et Richard Mead. Malgré leurs témoignages, il n'ajoutait qu'une foi douteuse à certaines opérations d'Eschenbach, qui avait cependant réséqué les cornées en entier pour une tache épaisse et *protubérante*. Malgaigne avoue avoir une forte répugnance à accepter la régénération de la cornée après ablation complète, et conclut même, malgré ces observations authentiques, à la probabilité d'une simple abrasion. Guidé par des expériences préalables sur des lapins auxquels il avait enlevé quelques lames cornéennes, il croyait à la guérison des taies par l'abrasion de sa portion épaissie, et sept opérateurs, Mead, Pellier, Demours, Larrey, Rosas, Gietz auraient, suivant lui, obtenu par cette méthode des guérisons durables. L'excision d'une portion de la cornée était dès lors passée dans le domaine classique de l'ophthalmologie, et tous les anciens traités décrivent cette opération.

Siebold avait proposé un couteau à tranchant double pour couper circulairement les staphylômes ; Demours avait un couteau à guillotine ; Scarpa excisait un lambeau de 5 à 10 millimètres, et ne s'alarmait pas de l'issue du cristallin ou d'une portion du corps vitré.

Déjà cet auteur n'avait pour but que l'atrophie oculaire, comme Desmarre qui, plus simplement, excisait les staphylômes opaques avec une pince et des ciseaux. En même temps que Malgaigne, ce dernier ophthalmologiste avait songé à la transplantation de la cornée, qu'un chirurgien allemand expérimentait alors dans le laboratoire de Flourens. Ces essais n'eurent aucun résultat et semblaient devoir être oubliés, quand, des instruments nouveaux ayant été créés, nous voyons reparaître ces tentatives entre les mains d'oculistes expérimentés. En 1871, Gradénigo (de Venise) (2), ayant été

---

(1) JOURNAL DE CHIRURGIE, t. II, p. 99.
(2) ANNALES D'OCULISTIQUE, t. LXV, p. 86.

témoin du rétablissement de la vision chez un aveugle, dont le staphylôme s'était ouvert spontanément, résolut de reproduire ces conditions sur des staphylômes opaques : il voulut créer une fistule permanente. Nous ferons observer que cette vision passagère par la fistule était déjà bien connue des charlatans contemporains de Wunderling, en 1750. Quoi qu'il en soit, encouragé par des expériences faites sur des lapins, Gradénigo pratiqua et maintint une fistule sur un œil atteint de staphylôme opaque : huit mois après, l'aveugle pouvait se promener seul et lire le n° 80 de l'échelle Giraud-Teulon. On ne sait malheureusement rien du malade après cette époque.

Chrisholm (de Baltimore) (1), en 1873, excisa avec un bistouri une portion de staphylôme opaque sur un aveugle et obtint un trajet fistuleux que des cautérisations maintinrent pendant six mois, avec une perception lumineuse. Dans ces derniers temps, Gayat (de Lyon), Cuignet, Abadie ont pratiqué des trépanations cornéennes sans enregistrer de succès permanents. M. Wecker a obtenu, dans un cas heureux, une amélioration réellement permanente par une cicatrice nouvelle plus transparente.

Il y a donc deux buts bien différents dans cette trépanation de la cornée : les uns veulent maintenir une fistule qui laisse une petite pupille vide en avant de la cristalloïde, et par laquelle la filtration de l'humeur aqueuse s'opérerait en même temps que la vision ; les autres, et parmi eux Wecker, voudraient produire une cicatrice plus mince que le tissu leucomateux.

Nous ne nous occuperons, pour le moment, que de la deuxième indication, laissant ainsi de côté l'usage du trépan pour l'aplatissement du staphylôme transparent.

Dans les cas de leucome de la cornée, il existe, au point de vue de la trépanation, deux variétés importantes et qu'on n'a pas suffisamment distinguées : 1° le leucome s'accompagne de staphylôme ; 2° la cornée a conservé sa forme et sa courbure normale.

Dans le premier cas, la tension intra-oculaire contre-indique d'une façon formelle toute tentative de perforation cornéenne, quel que soit son but. La plus ancienne observation d'Eschenbach n'est-elle pas relative à un œil atteint de cicatrice blanche et *protubérante ?*

---

(1) *Ophthalmic, and aural Surgery reports* (Delstanche).

Le résultat fut fâcheux, et des symptômes d'ophthalmie profonde se déclarèrent. Les faits n'ont pas changé depuis cette époque. Quant au staphylôme transparent dans lequel l'excision tend à diminuer la courbure par une perte de substance, il est aujourd'hui démontré que l'ectasie reparaît après un certain temps. Malgré les conseils de Bowmann, qui l'a nettement recommandée en cette circonstance, la trépanation ne nous donne pas un résultat assez long qui permette de croire à la guérison. Si le staphylôme opaque ou pellucide est un motif pour ne pas trépaner les leucomes, nous éloignons aussi tous les cas où l'œil ne serait pas complétement exempt de toute douleur profonde par irido-choroïde, par décollement rétinien, par atrophie commençante.

La question se restreint donc aux leucomes provenant d'une cause purement externe : brûlure, pustule de variole, par exemple, dans lesquels il y a perte de transparence de la cornée sans changement de courbure. Est-il possible alors, par la trépanation, d'espérer qu'une cicatrice nouvelle fournisse nn tissu plus transparent ? L'expérimentation sur les animaux, sur les lapins, avait fourni à Malgaigne des résultats assez précis pour lui faire accepter l'abrasion de la cornée pour les albugo des premières couches : il avait, en effet, décollé quelques lamelles de la cornée sans trop de difficulté, et si le trouble avait paru dans la cicatrice nouvelle, il n'avait point persisté. Mais Malgaigne n'avait pas enlevé toute la cornée ; il ne croyait pas à ces régénérations complètes. Cependant cette extirpation presque totale, nous l'avons pratiquée sur un chien, dans les circonstances suivantes :

Un chien de taille moyenne, adulte, dont la cornée avait 10 millimètres de diamètre, est endormi avec une injection sous-cutanée de chloral (11 grammes ne le tuèrent pas), et subit sur l'œil gauche l'application d'une couronne de trépan de 7 millimètres de diamètre. Comme il arrive avec ces instruments, le disque, coupé irrégulièrement, dut être enlevé avec les ciseaux. L'opération porta un peu à la partie supérieure de la cornée ; le cristallin se maintint en place derrière l'iris, qui paraissait largement à nu au fond de la plaie.

Le chien, fortement endormi, resta pendant vingt-quatre heures dans une espèce de coma, près d'un poêle. Le lendemain l'œil entier était recouvert d'un exsudat couenneux qui empêchait l'occlusion des paupières, et nous avons cru à une fonte purulente du globe, surtout quand, quelques jours après, cet exsudat fut remplacé par des bourgeons charnus. Peut-être le globe oculaire s'était-il vidé et passait-il à l'atrophie. Il n'en fut rien, l'humeur aqueuse commença à soulever les bourgeons, ceux-ci s'organisèrent sur la circonférence de la plaie; l'iris fut refoulé en arrière, et sa mobilité fut conservée. Deux mois après l'opération, tout le disque de la cornée (21 millimètres de circonférence) était refermé et remplacé par une cicatrice blanche parcourue par des vaisseaux. Le chien se servait de cet œil.

Nous pratiquâmes, en février, la même opération sur l'autre œil, plus au centre; les mêmes phénomènes se sont reproduits : exsudation blanchâtre, formation de bourgeons, sécrétion de l'humeur aqueuse, séparation de l'iris rendant sa surface libre avant et en arrière, organisation du tissu nouveau en un leucome parcouru par des vaisseaux.

Aujourd'hui, quatre mois après la première opération, et deux mois après la deuxième, les disques reproduits sont transparents. Le premier ne contient plus de vaisseaux visibles à l'œil nu, et sur le deuxième, où le travail réparateur est moins avancé, quelques capillaires suivent encore la circonférence de la cicatrice; il n'existe aucune opacité du cristallin, les deux pupilles sont libres d'adhérences et les yeux ont conservé leur courbure normale. Ce chien, auquel près de 68 millimètres carrés de surface à chaque cornée, voit parfaitement; il est un des meilleurs ratiers de l'amphithéâtre.

Ce résultat nous a paru remarquable parce qu'il prouve, sur les chiens, la possibilité de la régénération presque complète de la cornée. Il en restait à peine, en effet, $1^{mm}1/2$ à 2 millimètres en dehors du trépan. Cette expérience prouve que la cristalloïde peut être exposée à l'air sans devenir opaque, et sans amener l'altération graisseuse du cristallin. Toutefois, cette dernière circonstance n'a rien d'étonnant quand on sait les difficultés éprouvées pour reproduire les cataractes sur les chiens, même par des déchirures multiples de la capsule. Enfin les phénomènes inflammatoires qui se développent après l'opération n'amènent aucune adhérence de l'iris. La vision se rétablit, la cornée reprend son aspect au point de tromper un premier examen non prévenu.

En se plaçant dans de bonnes conditions, sur des enfants vigoureux, atteints, par exemple, de leucome par brûlure ou pustules de variole, chez lesquels les yeux auraient l'intégrité de la forme, du volume, de la sensation du jour et des phosphènes, peut-être serait-il permis d'espérer, avec la trépanation, une cicatrice moins épaisse que la première, et par conséquent une diminution de la cécité; du reste, cette excision n'est pas très-dangereuse par elle-même sur des yeux non ectatiques.

L'absence de phénomènes inflammatoires est un fait acquis et connu depuis longtemps, quand l'opérateur a réuni les conditions énoncées plus haut. Desmarre père a consigné, dans son ouvrage, qu'après les premiers pansements la réaction était souvent nulle, la vision rétablie, et que les malades ne pouvaient croire que la vue, un instant rétablie, disparaîtrait bientôt. Ainsi la panophthalmie n'est pas un accident fatal ni fréquent.

Ce premier pas fait, pourrons-nous obtenir des cicatrices transparentes chez les enfants ? C'est, il me semble, la seule chance de succès qui puisse sauver la trépanation d'un oubli mérité, et quelques observations de M. Wecker, encore inédites, pourraient encourager cette hypothèse.

Quant aux succès sur les adultes, des observations assez nombreuses nous en démontrent l'impossibilité; les résultats obtenus en définitive ont été nuls et quelquefois même dangereux. Ici la clinique est encore confirmée, dans cette appréciation, par l'anatomie pathologique; nous essayerons de le prouver par les exemples suivants :

M. Wecker nous ayant donné à examiner des disques de cornée enlevés sur des leucomes, ainsi qu'un œil extirpé après cicatrice d'une trépanation, il nous a paru utile de montrer, d'après l'étude de ces pièces, quelles sont les circonstances qui peuvent encore, de par l'histologie des tissus anciens ou reproduits, s'opposer au succès de l'opération et fournir au chirurgien ses indications réelles. Deux questions principales nous paraissent comprendre tout le problème :

1° Dans quel état se trouve la cornée au moment de l'opération ?
2° Quelle est la nature du tissu cicatriciel reproduit ?

1° La réponse à la première question est déjà faite par l'étude des abbugo, leucomes du tissu cornéen; cependant, dans la majeure partie des cas que nous avons analysés, nous avons trouvé une disposition particulière des membranes de l'œil qui nous engage à relater ces analyses.

Sur les couronnes cornéennes enlevées par la trépanation, voici ce que démontre le microscope :

9

Une couche épithéliale assez régulière, souvent disposée en papilles profondes, repose sur la membrane de Bowmann. Elle a en
moyenne près d'un dixième de millim. d'épaisseur. Elle est compo-
sée d'éléments presque coniques ; au fond de la couche, les noyaux
de ces éléments ont 1 à 2 μ de diamètre. Cet épithélium ne paraît pas
altéré. Immédiatement en dessous de la membrane de Bowmann,
parfois repliée, le tissu connectif est rempli de corpuscules embryonnaires logés en séries dans les lacunes du tissu cornéen. Les lamelles
sont peu espacées, et très-irrégulièrement disposées. Cette première
couche de tissu connectif altéré contient quelques fins capillaires de
18 à 20 μ. La transformation embryonnaire et vasculaire occupe à
peu près la moitié de l'épaisseur de la cornée. Dans les lames infé-
rieures, les lacunes sont remplies par des granulations graisseuses,
et quelques corpuscules embryonnaires ; mais ces dernières couches contiennent beaucoup de granulations pigmentaires noires,
provenant assurément de l'iris. Le plus souvent, en effet, sur les
disques enlevés, l'iris est adhérent à la face postérieure de la
cornée ; son tissu a subi aussi des modifications spéciales ; il est
atrophié, presque dépourvu de vaisseaux, et ses fibres musculaires
sont remplacées par des cellules rondes embryonnaires. De sorte
que, dans ces leucomes profonds, les obstacles qui s'opposent à la
vision sont :

La disposition de l'épithélium en papille.

La transformation des premières couches de la cornée en un
véritable derme muqueux, embryonnaire et vasculaire.

L'altération des couches profondes déviées de leur structure et
riches en granulation graisseuse.

La présence de granulations pigmentaires qui ont émigré de l'iris
dans la cornée.

L'adhérence presque complète de l'iris à la cornée.

Quelle est la disposition de la cicatrice nouvelle après l'opération
du trépan ?

Les examens de ce genre sont assez rares jusqu'ici dans les recueils d'ophthalmologie, mais ils se multiplieront assurément, car
une des suites du trépan paraît être d'amener quelquefois une iritis
sympathique nécessitant l'extirpation du moignon oculaire.

Sur une pièce provenant de la clinique de M. de Wecker, nous avons rencontré les faits suivants :

L'œil énucléé avait

14 millimètres d'avant en arrière, }
19   »   dans le D horizontal,   Il était donc très-irrégu-
21   »   dans le D vertical,   lier, aplati d'avant en arrière.
23   »   dans le D oblique.

Une section verticale pratiquée sur la pièce durcie dans le liquide de Muller démontre un décollement général de la rétine au quatrième degré ; c'est-à-dire que la membrane nerveuse, complétement séparée de la choroïde, était rejetée derrière les procès ciliaires et reliée au N. O. par un pédicule ; un exsudat rempli de cristaux de cholesterine occupait l'intervalle compris entre le convolvulus rétinien et la choroïde. Les lames mêmes de celle-ci étaient séparées, décollées d'avec la sclérotique. En sorte que toute la cupule postérieure de l'œil représentait le type de ces lésions sur lesquelles nous avons insisté déjà dans notre travail *sur les décollements spontanés de la rétine* (1).

Nous ne décrirons dans l'hémisphère antérieur que les parties relatives à la trépanation.

La cicatrice comprend :

1° Une couche d'épithélium. (Voy. planche II, n° 1.)

Celle-ci n'est pas régulière, ni uniformément stratifiée, elle est disposée en papilles qui mesurent souvent 5 centièmes de millimètre ; l'épithélium possède partout son noyau visible qui, dans les couches moyennes mesure 0μ1. Les cellules sont aplaties vers la couche externe, dirigées verticalement dans la partie moyenne, mais sphériques et très-serrées à la base. Il n'existe plus de membrane de Bowmann, en sorte que l'épithélium n'est séparée du tissu connectif que par le petit filet que limite le derme dans les muqueuses.

2° Un tissu cicatriciel proprement dit sous l'épithélium. (Voy. n° 3.)

Il est composé d'une couche épaisse de noyaux très-nombreux, répandus dans des lacunes qui suivent le contour des papilles épithéliales. Des capillaires (v. n° 2), variqueux en plusieurs points,

----

(1) Mémoires de la Société de Biologie, 1873.

abondants, occupent cette première couche, dont l'épaisseur est de $0^{mm}1$. Les lacunes qui séparent les lames convergent vers un point central dont la direction serait à la place du cristallin.

Le microscope est impuissant à reconnaître sur des coupes fines et heureusement pratiquées, l'endroit précis, où le trépan a enlevé une rondelle : cependant le direction de certains vaisseaux nous paraît indiquer la perte de substance. En effet, tandis que dans les leucomes primitifs les vaisseaux sont en général placés dans le sens des lacunes qu'ils parcourent : nous voyons ici quelques capillaires traversant perpendiculairement les lames anciennes ; quelques-uns mesurent presque $0^{mm}036$ de diamètre. Outre ce développement anormal de capillaires, la cicatrice cache, dans ses lames, et sur toute son épaisseur, des masses pigmentaires de deux couleurs ; les unes sont jaunâtres, composées de globules sanguins en régression et proviennent d'hémorrhagies, peut-être de celle qui eut lieu au moment de l'opération. Les autres sont formées de véritables cellules pigmentaires du tissu irien ; elles sont plus volumineuses, plus foncées et formées de ces granulations propres à l'uvée. Nous répétons que ces masses opaques noires occupent les interstices de la cornée depuis l'épithélium jusqu'à la face profonde du tissu cicatriciel.

3° Des fragments de la membrane cristalloïde. (Voy. n°s 4, 5.)

Sur une coupe occupant la région centrale de la cicatrice, nous avons reconnu la cristalloïde qui était venue se placer immédiatement derrière l'épithélium cornéen, traversant ainsi toute l'épaisseur du tissu nouveau. Elle était groupée en longs plis transparents, anhystes, blancs, de $0^{m}002$ d'épaisseur, bien évidents, au milieu du tissu connectif coloré en rose. Les espaces circonscrits par cette capsule plissée sont remplis de globules sanguins, de cellules embryonnaires, de granulations pigmentaires, de grosses cellules granulo-graisseuses (épithélium de la cristalloïde antérieure), de débris de masse cristalline en voie de ramollissement colloïde. Cette coque vide est circonscrite en avant, latéralement et en arrière, par un tissu fibreux récemment organisé.

La disposition nouvelle de l'iris et des procès cilaires n'est pas moins importante.

La portion de l'iris (voy. n° 7) qui n'a pas été enlevée par le trépan est enclavée dans le tissu cicatriciel où elle forme une large bande opaque noire, conservant encore quelques fibres musculaires lisses. La capsule cristalline vide (voy. n° 5) est aussi encaissée entre deux parois coupées à angle droit et formées par les procès ciliaires. Le pigment noir du tissu irido-choroïdien est dispersé dans tout le voisinage.

Enfin, en arrière du cristallin se trouve le tissu rétinien fibreux dégénéré. Tel est le résultat de l'examen détaillé de cette cicatrice d'un trépan.

Si nous recherchons dans cette membrane les circonstances qui s'opposent à la pénétration des rayons lumineux, nous retrouvons toutes les conditions déjà énoncées dans le leucome primitif et quelques autres nouvelles très-importantes :

Conformation de la couche épithéliale, perte de la membrane de Bowmann, transformation en muqueuse véritable des premières couches de la cornée. Infiltration graisseuse des endothélium profonds. Infiltration graisseuse. Adhérences de l'iris.

Et en outre : L'enclavement dans la cicatrice : 1° de la capsule cristalloïde ; 2° des fragments de l'iris, des procès ciliaires, entourés de tous côtés, par un tissu fibreux nouvellement organisé.

Nous ne porterons pas au compte du trépan la sortie du cristallin hors de sa capsule : c'était un fait antérieur, résultat de la maladie même qui avait fait entreprendre le trépan ; mais, au moment de l'opération, la sensation lumineuse des phosphènes existait ; elle disparut bientôt pour être remplacée par des douleurs atroces avec fièvre, d'où nécessité de l'énucléation.

Nous avons dit que le moignon présentait un décollement complet de la rétine au quatrième degré. En sorte que, dans ce cas, tout est défavorable à la trépanation : et le résultat local et la conséquence ultime.

Si, résumant les enseignements tirés soit des opérations qui se pratiquaient au XVIII siècle, soit des expériences sur les chiens, soit de l'examen des leucomes primitifs et de la cicatrice nouvelle, ou de l'état consécutif de l'œil, nous cherchons à formuler quelques règles pour l'opération du trépan, nous croyons pouvoir conclure ainsi :

L'excision de la cornée, telle qu'elle fut tentée déjà par les chirurgiens du dix-huitième siècle, n'avait jamais donné de guérison durable.

Avec les instruments modernes (trépan de Warlomont, Bowmann et de Wecker), qui simplifient peut-être le mode opératoire, l'opération est encore soumise à de nombreuses contre-indications.

Les yeux atteints d'ectasie, d'irido-choroïdite, de commencement d'atrophie, doivent être respectés. Les leucomes seuls qui ne présentent ni changement de courbure, ni adhérences de l'iris à la cornée permettraient la trépanation si la cicatrice nouvelle était plus transparente que l'ancienne.

Sur le chien, cette opération réussit au-delà de toute espérance ; on peut enlever des disques de 24 millimètres de circonférence, et la cornée se reproduit et reprend sa transparence au bout de deux mois ; la vision est parfaitement rétablie, l'iris ne présente pas de synéchies. Le globe oculaire est régulier.

Sur l'homme adulte, même avec des disques qui ne dépassent point deux millimètres, les résultats sont différents. La cicatrice est une véritable muqueuse avec papilles épithéliales, derme sous-muqueux rempli de plusieurs cellules embryonnaires et de vaisseaux. Les couches de cette cornée nouvelle sont irrégulières, infiltrées de granulations graisseuses et pigmentaires. Les membranes enhystes de Bowmann et de Descemet ont disparu.

Une circonstance, peu grave au premier abord, paraît jouer un rôle important dans la structure de la cicatrice : ce sont les synéchies antérieures. Après l'opération, le pigment de l'iris, des fragments mêmes de ce tissu et des procès ciliaires sont enclavés dans le tissu nouveau, et leur coloration nuit à la transparence de la nouvelle cornée.

Enfin la capsule cristalloïde, vide dans le fait que nous avons examiné, vient se placer immédiatement derrière la cicatrice, à laquelle elle adhère, dont elle fait partie constituante, et la chambre intérieure de l'œil ne se reproduit pas.

EXPLICATION DES FIGURES.

CICATRICE D'UNE TRÉPANATION DE LA CORNÉE.

1. Epithélium cornéen, épaissi, dentelé en papilles.
2. Vaisseaux de nouvelle formation, se recourbant au niveau du passage du trépan.
3. Tissu de la cornée, disposé en lames irrégulières.
4. Débris de la cristalloïde qui ont fait hernie par l'ouverture du trépan, jusque sous l'épithélium cornéen.
5. Replis de la cristalloïde.
6. Débris du cristallin.
7. Iris et procès.
8. Tissu fibreux de nouvelle formation et rétinien dégénéré.

Trépan de la cornée
(cicatrice.)

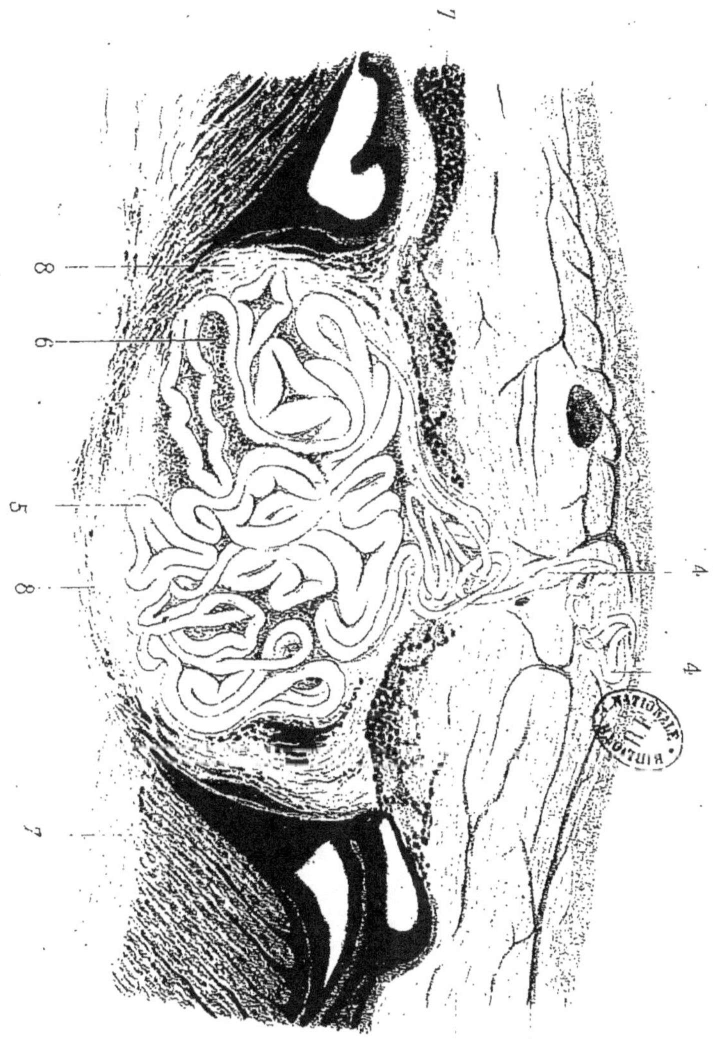